# ÉTUDE

SUR

## L'ORIGINE GÉOLOGIQUE

DES

# EAUX DE SAINT-HONORÉ

---

## INDICATIONS, CONTRE-INDICATIONS
### THÉRAPEUTIQUES

PAR

## le D<sup>r</sup> Marius ODIN

*Médecin consultant à ces eaux, Chevalier de la Légion d'honneur*
*Ancien Médecin militaire (1866-1872)*
*Membre des Sociétés de Médecine pratique, Médico-pratique de Paris*
*Correspondant de la Société de Thérapeutique*

---

PARIS

OCTAVE DOIN, ÉDITEUR

8, PLACE DE L'ODÉON, 8

---

1886

# INDEX BIBLIOGRAPHIQUE

L'arsénic dans les Eaux sulfureuses de Saint-Honoré, Odin et Cotton. *Mémoire de priorité présenté à l'Académie de Médecine*, 1er février 1876.

Note sur le dosage de l'arsenic, 1878, Odin.

De la solubilité de l'arséniate de fer dans les Eaux de Saint-Honoré, 1882, Odin.

Notice sur Saint-Honoré-les-Bains, *Guide aux villes d'eaux* du Dr Macé, d'Aix-les-Bains, 1883, Odin.

Étude sur l'origine géologique des Eaux de Saint-Honoré, 1886, Odin.

# ÉTUDE

SUR

## L'ORIGINE GÉOLOGIQUE

DES

# EAUX DE SAINT-HONORÉ

## INDICATIONS, CONTRE-INDICATIONS

### THÉRAPEUTIQUES

PAR

## le D<sup>r</sup> Marius ODIN

*Médecin consultant à ces eaux, Chevalier de la Légion d'honneur*
*Ancien Médecin militaire (1866-1872)*
*Membre des Sociétés de Médecine pratique, Médico-pratique de Paris*
*Correspondant de la Société de Thérapeutique*

## PARIS

### OCTAVE DOIN, ÉDITEUR

8, PLACE DE L'ODÉON, 8

—

1886

# PRÉFACE

« Quia credidi sic locutus sum. »

« Il faut dix ans à un médecin d'eaux pour connaître les eaux de sa Station. » Ainsi s'exprime, dans ses leçons cliniques, l'éminent clinicien de l'hôpital des enfants, le Dr Jules Simon. Nous croyons sincèrement que ce maître est un peu trop rigoureux et exclusif dans sa manière de voir. Mais, cette réserve faite, combien il est vrai qu'une certaine pratique peut seule nous apprendre à manier ces médicaments naturels, si admirables dans leurs effets lorsqu'ils sont bien employés, si redoutables dans leurs conséquences lorsqu'ils le sont mal ; armes à double tranchant qui, malheureusement peu semblables à la lance d'Achille, ne guérissent pas le mal qu'elles peuvent faire ! La pratique seule nous apprendra à nous défier des premières impressions. — Là aussi l'âge tempérera les ardeurs et les témérités des premières années ; l'observation apprendra à comparer, à classer les faits et à en tirer des déductions qui seront désormais des règles d'une pratique rationnelle et bien entendue. Il faut avoir passé par les hésitations et les tâtonnements du début pour bien s'en rendre compte. Aussi ai-je toujours éprouvé une profonde admiration pour le talent d'observation de ceux qui, d'une manière générale, après avoir exercé trois mois dans une Station, ou même avant de l'avoir fait, écrivent sur elle des traités *ex professo*.

Nous estimons qu'un travail de ce genre doit être le couronnement d'une longue carrière. Nous en recueillons les matériaux et nous espérons bien l'édifier un jour. Quant à présent, notre but sera plus modeste. Nous nous proposons d'examiner ce que sont les eaux de Saint-Honoré, leurs propriétés physiques, chimiques, physiologiques et particulièrement thérapeutiques, l'*ultima ratio*. Nous dirons ce que nous ont appris douze ans de pratique thermale ; nous dirons la vérité et rien que la vérité. Nous montrerons que, grâce à d'heureuses conditions géologiques, la composition chimique des eaux de Saint-Honoré est exceptionnelle et qu'elles sont sulfureuses et arsenicales ; et ici nous ne parlons pas de l'arsenic à l'état de traces, fait banal et fréquent, comme nous l'avons dit et écrit, mais bien de ce médicament à doses numériques, c'est-à-dire thérapeutiques. S'il est surprenant qu'un fait de cette importance ait pu passer inaperçu jusqu'alors, nous montrerons par quel enchaînement nous avons été conduit à ces recherches, réclamant simplement la priorité *de l'idée* qui nous y a conduit; priorité que nous nous sommes assurée du reste par un mémoire déposé à l'Académie de médecine le 1er février 1876.

Cette recherche, on le sait, est très simple avec l'appareil de Marsh des tribunaux. Nous l'avons effectuée *nous même* sous le contrôle de M. Cotton, chimiste distingué de Lyon.

Si, en matière d'hydrologie, le premier rang appartient sans conteste à l'observation clinique, il serait absolument injuste et, du reste, puéril de nier le rôle et l'importance de l'analyse chimique. La première constate, classe les faits; la seconde les explique. Nous nous efforcerons de prouver que, pour le cas qui nous occupe, les données fournies par ces deux grands facteurs sont absolument concordantes, et que, loin de se contredire, elles se prêtent un mutuel appui. Cette corrélation intime sera la règle de notre conduite. Nous dirons ce qui est, sans nous préoccuper de savoir s'il est avantageux de présenter les eaux de Saint-Honoré comme telles ou telles : soit sulfureuses, soit arsenicales. Nous dirons ce qu'elles sont, c'est-à-dire qu'elles constituent un nouveau type d'eaux naturelles (comme nous l'avons écrit dans notre Mémoire à l'Académie de médecine), par l'alliance des principes sulfureux et des principes arsenicaux.

Nous le dirons parce que c'est la vérité et uniquement à cause de cela. Si, dans un grand nombre de cas, les effets des sulfureux et des arsenicaux s'ajoutent pour les indications, dans d'autres, la prédominance des premiers s'impose et dicte les contre-indications. Tel sera le but de ce modeste travail que nous soumettons à l'appréciation du corps médical, seul juge compétent en la matière, avec la conscience d'avoir été sincère ; et fidèle à notre exorde, nous dirons encore : « *Quia credidi sic locutus sum* ».


## DIVISION


Nous diviserons ce petit travail en deux parties. — La première, consacrée au premier point de notre programme, traitera de la formation des eaux minérales en général et, en second lieu, de l'origine des eaux de Saint-Honoré. Nous prouverons, par l'examen des documents naturels, que ces eaux appartiennent à la classe des eaux dites *naturelles* et qu'elles en possèdent toutes les propriétés physiques et chimiques.

On pourra reprocher à ces développements une certaine aridité, mais je ne crois pas qu'on puisse leur dénier un véritable intérêt. Il n'y a pas d'étude plus belle, plus élevée que cette partie de la géologie qui fait pénétrer l'homme au sein de la nature pour lui dévoiler le secret de la mystérieuse élaboration des eaux minérales, ces admirables médicaments composés qui sortent tout préparés du grand laboratoire de la nature.

La seconde partie aura trait exclusivement à la station de Saint-Honoré. Nous passerons sommairement en revue l'historique, la topographie, la climatologie, les eaux, l'établissement thermal, les propriétés physiques, la composition chimique, l'action physiologique, thérapeutique et enfin la clinique avec les indications et les contre-indications thérapeutiques.

# ÉTUDE
## Sur l'origine géologique des eaux thermales en général.

---

# PREMIÈRE PARTIE

---

## CHAPITRE PREMIER

Les eaux de Saint-Honoré appartiennent à la classe des eaux dites *naturelles* par opposition à celles qu'on nomme *accidentelles*. Rappelons la base sur laquelle repose cette distinction qui a une grande importance. Les eaux sulfureuses accidentelles sont des eaux d'infiltration qui, se trouvant en contact avec des gypses (sulfates de chaux en présence des matières organiques), décomposent ces sels en produisant de l'hydrogène sulfuré et du sulfure de calcium qu'elles dissolvent. Nous pouvons citer le massif des Alpes Dauphinoises, le terrain calcaire sur lequel repose Paris, comme produisant des eaux accidentelles. La caractéristique de ces eaux est d'être froides, à base de sulfure de calcium et chargées d'hydrogène sulfuré. D'autres théories ont été émises pour expliquer la formation des eaux dites *accidentelles*. Mais, comme en fait de certitude, elles ne dépassent point le fait d'une conception ingénieuse de l'esprit et que les caractères de ces eaux ne changent pas, nous nous en tiendrons à la plus ancienne, absolument rationnelle, basée sur des réactions chimiques naturelles, démontrées et expliquées.

Il en est tout autrement des eaux sulfureuses dites *naturelles*. Elles sortent toutes formées du sein de la terre et contiennent tous les éléments de la roche ignée. C'est dans le grand laboratoire de la nature qu'elles s'élaborent. Aussi est-ce à elle que nous demanderons le secret de ces réactions mystérieuses, dont la science de l'homme a pu jusqu'à un certain point arracher le secret, mais dont il n'est et ne sera jamais qu'un infidèle plagiaire du jour où il tentera de les reproduire.

Cette étude remonte à la plus haute antiquité. De tout temps elle a tenté les savants et les géologues. Dans ces derniers temps elle a été l'objet d'importants travaux de la part des membres les plus éminents de l'Académie des sciences : Ch. Sainte-Claire Deville, Élie de Baumont, Louis Durocher.

De nos jours, c'est à M. A. Gautier, l'éminent professeur de chimie à la Faculté de médecine, membre de l'Académie de médecine, que revient l'honneur d'avoir le mieux élucidé cette intéressante question de la formation des eaux minérales. Il a pris sur le fait les réactions naturelles, les a suivies pas à pas, les a décomposées puis recomposées ensuite, pour montrer à quelle admirable synthèse est due la formation des eaux naturelles. Telle est la question qu'il a étudiée si savamment dans son remarquable mémoire sur la formation des eaux minérales, auquel nous ferons de larges emprunts, pour arriver ensuite à ce qui concerne Saint-Honoré, et en tirer les conséquences qui en découlent à tous égards.

Ce que nous en dirons n'a d'autre valeur qu'une opinion personnelle, mais basée sur l'étude impartiale et exacte des faits géologiques qui concernent l'origine de ces eaux.

L'origine des eaux minérales est intimement liée à la formation des roches ignées.

D'après M. Durocher, toutes les roches ignées proviennent de deux magmas qui sont placés immédiatement au-dessous de la croûte solide du globe et y occupent une position déterminée.

Ces deux magmas n'ont pas varié de composition depuis les temps les plus reculés. Le premier contient plus de silice que l'autre dans la proportion de 7 à 8 ; même quantité d'alumine, mais contient une fois et demie plus d'alcalis, plutôt de la potasse que de la soude; il est pauvre en oxyde de fer.

Le second magma ou magna inférieur contient peu de silice, peu de bases terreuses, par contre beaucoup d'oxyde de fer. La couche supérieure, outre la silice et l'alumine, renferme encore les corps légers et volatils fluor, bore, *arsenic*. C'est d'elle que dériveront les roches granitiques, porphyriques, fedspathiques, quartzifères, trachytiques.

Il est facile de se rendre compte du mode de soulèvement des roches ignées. Le centre de la terre étant agité par des bouillonnements, la couche supérieure a été soulevée ; l'équilibre étant rompu, la couche inférieure suit et une partie du magma inférieur est entraînée à la suite ; de là, mélange intime des éléments du magma supérieur, silice, bore, fluor, avec les corps de la couche inférieure, fer, manganèse. Aux premières époques géologiques, la couche supérieure occupe les 99/100 de la masse ; mais la couche supérieure ayant perdu beaucoup de son épaisseur, soit par les soulèvements, soit par le rayonnement, la seconde se soulève et apparaît au fond des mers ou à la surface des continents, où elle forme des nappes de basalte. C'est à cette période qui a précédé l'apparition de l'homme sur la terre, que se rapporte le soulèvement du massif central de la France, des montagnes de l'Auvergne, de la chaîne granitique du Morvan, qui nous intéresse. Les roches ignées comprennent deux variétés : le granit et le trachyte, très distincts. Le premier correspond aux périodes primaires intermédiaires ; le trachyte correspond à la période tertiaire.

En étudiant la composition chimique des roches, on voit que pendant les siècles qui ont précédé l'époque tertiaire, la silice a diminué dans la couche supérieure, pendant que le fer a augmenté ; la potasse également a cédé le pas à la soude qui proviendrait des eaux de la mer, comme nous le verrons plus loin.

Ces données sur la composition des roches ignées nous permettent de comprendre la formation des eaux minérales que nous allons suivre pas à pas.

Le fer, comme nous venons de le voir, forme la masse du noyau central de la terre : au-dessous de l'écorce solide, on rencontre d'abord à l'état pâteux, puis sous forme fluide, une gangue formée de silicates basiques où le fer est toujours au minimum. Cette gangue, tenue en fusion par le feu central, est constamment traversée par des vagues de fer carburé ou fonte, des sulfates, des arséniures. De là, d'incessantes réactions qui, comme nous allons le voir, vont produire les eaux minérales.

En effet, lorsqu'en métallurgie on fait réagir un oxyde sur de la fonte, le fer est mis en liberté et il se produit de l'acide carbonique.

$$2 \, Fc^2O^3 + 3 \, FcC. = 7 \, Fc + 3 \, CO^2$$

Telle est l'origine de l'acide carbonique.

Cet acide carbonique arrivant des profondeurs de la terre rencontre des eaux qui ont pénétré dans la région du granit, s'y dissout et arrive à la surface du sol soit sous forme gazeuse, soit à l'état de dissolution.

Ces eaux, chargées d'acide carbonique circulant à travers les dépôts sédimentaires terrestres, se chargeront de carbonate calcaire, ferreux, suivant les hasards de la composition des couches qu'elles traversent.

Mais il peut arriver que ces eaux, saturées d'acide carbonique sous l'influence de hautes pressions, pénètrent très avant dans la région du granit. Là, grâce à une haute température ils agissent par dissociation sur les fedspaths, se chargent de silicates de potasse de soude. A ce moment intervient l'acide carbonique d'origine centrale qui vient s'y dissoudre sous pression, décompose les silicates et forme du bicarbonate de soude : ainsi minéralisées, les eaux viennent sourdre à la surface plus ou moins thermales, plus ou moins concentrées, suivant les mélanges d'eaux superficielles qu'elles rencontrent.

Voyons le rôle des sulfures : La présence des oxydes des sulfures et de carbures engendre des réactions qui donnent soit de l'acide sulfureux, soit de l'oxysulfure de carbone. — Décomposé par les eaux, l'oxysulfure de carbone se décompose, donne de l'acide carbonique et de l'hydrogène sulfuré. — Les gaz s'échappent donc du noyau central de la terre; puis rencontrant des silicates, ils les décomposent et forment de l'acide carbonique, de la silice qui se dépose et des sulfhydrates alcalins.

$$Sio^2\,nao^2 + 2\,cos + H^2o = Sio^2 + 2\,co^2 + naHs.$$

Telle est l'origine des sulfures et des sulfhydrates alcalins.

Ces réactions sont démontrées par l'observation des faits naturels : c'est, en effet, ce qui se passe dans les volcans. C'est ce qu'on a observé en Espagne lors des tremblements de terre de 1884 où l'on a vu dans la sierra Nevada s'ouvrir une crevasse de 3 kilomètres de longueur et produire de l'acide carbonique qui éteint une bougie présentée à l'orifice. De même à 3 kilomètres de Santa-Cruz, le pied d'une montagne s'est crevassé ; par cette fente sortent des gaz fétides acide sulfhydrique, et ce qui est bien plus remarquable encore, là a jailli une source sulfureuse à 42°, débitant 1 à 2 mètres cubes par seconde.

Tel est le mode d'élaboration des eaux minérales. D'une manière générale donc, il est admis par tout le monde que les eaux dites naturelles sortent toutes formées du sein de la terre. Au centre, où les métaux sont en fusion, l'eau existerait à l'état de vapeur; là elle se chargerait, comme nous venons de le voir, des différents principes qu'elle y rencontre, se condenserait et traverserait les différentes couches de l'écorce terrestre entraînant les principes de roches ignées qu'elle rencontre, auxquels elle emprunterait leurs éléments, soit en les dissolvant, soit à la faveur des réactions de ces éléments sur ces mêmes roches; puis, suivant les couches qu'elle trouve, émergerait à la surface du sol plus ou moins concentrée, plus ou moins thermale.

Mais d'où viendrait cette eau destinée à se minéraliser et à devenir eau minérale ? On admet qu'elle proviendrait de l'atmosphère, qu'après s'être condensée à la surface du sol elle pénètre dans ses profondeurs et se réchauffe dans les régions inférieures de la couche terrestre. Cette théorie dite de l'origine tellurique des eaux thermales existe depuis la plus haute antiquité. C'était celle de Vitruve, et Palissy l'avait adoptée lorsqu'il écrivait « qu'il ne croyait pas que les sources de la terre soient allaitées par les tétines de l'Océan », mais il pense qu'elles proviennent des eaux de pluie.

Pour expliquer le mode de thermalité, plusieurs théories sont en présence et divergentes.

Dans l'une, on admet que la chaleur est produite par les réactions chimiques naturelles qui se produisent à travers les couches terrestres.

D'après une seconde hypothèse, la thermalité serait le résultat du voisinage des volcans ou roches d'origine ignée encore chaudes dans la profondeur du sol. C'était l'opinion de Berzélius et de Bunzen qui expliquent ainsi les geysers d'Islande.

D'après une autre opinion formulée par Laplace,

l'échauffement est attribué à la chaleur cosmique croissante des couches inférieures du sol.

D'après Laplace, les eaux telluriques seraient échauffées aux dépens des matériaux du sol et de la chaleur des strates qui confinent au noyau encore incandescent.

Enfin une quatrième opinion considère les eaux thermales comme des diminutifs de volcans et leurs éléments gazeux ou volatils auraient été élaborés dans la région du feu central. Pour les eaux minérales ce seraient seulement les matériaux les plus volatils, eau et gaz, qui viendraient émerger à la surface entraînant avec eux les éléments empruntés aux couches traversées par eux.

C'était l'opinion d'Élie de Beaumont : « Les sources minérales chaudes pourraient être considérées *comme des volcans* privés de la faculté d'émettre aucun autre produit que les émanations gazeuses qui, dans le plus grand nombre de cas, n'arrivent à la surface que condensées en eaux minérales. »

Hâtons-nous de le dire, toutes ces théories sont toutes très curieuses, mais elles ne dépassent point la portée des conceptions ingénieuses de l'esprit. Si elles peuvent expliquer les faits naturels, elles ne reposent point sur eux. Elles ne sauraient satisfaire un esprit aussi rigoureux que celui de M. Gautier. Il procède tout autrement. Il observe d'abord et explique ensuite.

Quelle que soit la théorie adoptée, M. Gautier a observé que les eaux minérales émergent toujours des filons et failles qui traversent soit les terrains de sédiment, soit les terrains cristalliniens. Pour lui, il existe « d'immenses lignes de fracture qui parcourent la terre entière et à travers lesquelles s'engouffre au plus profond des abîmes l'eau des océans ». C'est l'eau de l'Océan qui, pénétrant au sein de la terre, serait la base de formation des eaux minérales.

S'il en était autrement, comment expliquer, en effet, que les eaux minérales sulfurées, silicatées ou carbonatées, soient presque uniquement minéralisées par de la soude et non par la potasse qui forme cependant la grande masse des silicates alcalins des régions granitiques d'où viennent ces sources. En outre, il est à remarquer que l'émergence des sources alcalines ou sulfureuses a toujours lieu non loin des extrémités plongeant dans la mer, ou autour de volcans en activité ou éteints, autour desquels les émanations salifères sodiques sont abondantes.

« Le sel marin serait-il donc la matière première d'où provient l'alcali de ces eaux ? L'eau des océans pénétrerait-elle dans la région du feu central par les failles qui parcourent le fond des mers pour être expulsée ensuite par les cratères des volcans et les griffons des eaux minérales chaudes ? GAUTIER. »

Pour qu'il en soit ainsi, il faudrait que la ligne des fractures dont parle M. Gautier coïncidât avec la ligne des volcans. — C'est justement ce qui existe et ce qu'il démontre très bien dans une étude qui, pour être bien suivie, demande qu'on ait un globe terrestre sous les yeux, et nous montre que la disposition des volcans à la surface du globe jalonne trois grands cercles, qui sont les lignes de fracture par lesquelles s'engouffrent les eaux de l'Océan. Un de ces cercles, celui qui passe non loin de nos côtes, part des cratères du Niagara, passe sous l'Atlantique entre les volcans des Açores et des Canaries, vient passer au détroit de Gibraltar près de nous au sud de l'Andalousie, — cette région agitée en 1884 par des tremblements de terre, dont le souvenir est présent à la mémoire de tous.

Outre ces trois grands cercles, il y a des lignes de fracture secondaires se coupant sous un angle constant, dont l'effort a été assez puissant cependant pour soulever les Pyrénées, les Alpes occidentales, les Vosges, le Jura et le plateau central de la France. Toutes ces fractures sont contemporaines ; elles répondent au même soulèvement. C'est au soulèvement du plateau central qu'il faut rapporter l'apparition de la chaîne du Morvan, d'où émergent les eaux de Saint-Honoré, que nous allons étudier d'abord au point de vue de leur origine géologique.

# CHAPITRE II

### De l'origine géologique des eaux de Saint-Honoré.

Les montagnes du Morvan font partie d'un vaste plateau de roches granitoïdes qui s'étend de l'est à l'ouest, depuis les Bouches-du-Rhône jusqu'à la vallée de la Vienne, et du nord au sud du Morvan à la montagne Noire, dans le Languedoc.

Les roches se divisent en trois groupes : 1º le porphyre des sommets ; 2º le groupe moyen constitué par du granit gris ; le troisième groupe, ou groupe inférieur, constitué par le granit rose.

Les roches de Saint-Honoré font partie d'un massif porphyrique puissant, formant sur la carte géologique d'Élie de Baumont et Dufrenoy un triangle irrégulier dont l'angle oriental se projette à l'est de Lucenay-l'Evêque ; l'angle méridional se termine au nord de Luzy et l'angle occidental aboutit à Corbigny ; le côté ouest finit à Château-Chinon, le côté nord à Montsauche.

Nous avons vu la disposition de ces trois groupes du granit ; mais au niveau de Saint-Honoré, au sud-ouest du Morvan, le porphyre constitue exclusivement la roche primitive ou de cristallisation, et s'étend jusqu'aux terrains de sédiment, recouvrant complètement les granits des deuxième et troisième groupes qui ne sont pas apparents.

La jonction du porphyre et du calcaire a lieu à Saint-Honoré même, aux environs de l'établissement. Le fait est bien mis en évidence entre Moulins-en-Gilbert et Saint-Honoré, où l'on trouve du calcaire dans une petite carrière située au nord de la route de Vandenesse, et à quelques pas de là viennent passer les arkoses et les porphyres qui indiquent la direction de la faille qui a produit les sources thermales de Saint-Honoré. Nous avons vu plus haut que le soulèvement du Morvan fait partie intégrante de l'éruption du plateau central. En effet, outre les trois grands cercles de fracture que nous avons signalés et qui parcourent le globe, comme l'a démontré M. Gautier, il y a eu des fractures secondaires dont l'effort cependant a été assez puissant pour soulever les Pyrénées, le Jura, les Vosges, les Alpes Occidentales, le plateau central.

Ces failles ou grandes lignes de fracture ont pour caractère d'être parallèles entre elles, ou à peine convergentes. Plus tard se sont produites d'autres failles de moindre importance qui sont venues couper les premières sous un angle constant ; ces failles sont contemporaines, elles répondent à un même soulèvement géologique. Elles ont traversé les mêmes couches géologiques et pénétré à la même profondeur ; elles donnent naissance à une même roche éruptive, et enfin elles ont pour caractères *de donner issue aux mêmes eaux minérales.*

Ces faits confirment absolument ce que nous avons vu plus haut dans les généralités. De même que les trois grands cercles de fracture qui parcourent la surface du globe terrestre sont jalonnés par des volcans, de même ces lignes secondaires de fracture seront tracées par l'émergence d'eaux minérales qui, nous l'avons vu, sont des diminutifs de volcans. C'est à la production des failles secondaires qu'il faut rapporter l'apparition des eaux des Pyrénées, du plateau central, de Saint-Honoré, de Vichy, de Plombières, de Bains en Vosges.

On peut suivre très nettement à Saint-Honoré la faille qui a donné naissance aux sources thermales. Cette faille part des crevasses de Corbigny, passe par Montreuillon, Moulins-en-Gilbert, Saint-Honoré, Semelay, et se prolonge en Saône-et-Loire. C'est sur la lèvre occidentale ou abaissée de cette faille qu'est construit l'établissement de Saint-Honoré.

Ainsi donc les eaux de Saint-Honoré sont des eaux émergeant des terrains primitifs ou de cristallisation. Ce sont des eaux naturelles ; elles en auront la composition chimique et toutes les propriétés qui leur sont propres. Il est inutile de répéter ce que nous avons dit plus haut, tout étant applicable à Saint-Honoré.

Quelques mots sur la composition des roches appartenant à cette station. Les roches de cristallisation du Morvan ou primitives, d'après l'ancienne classification, comprennent :

1° *Les roches granitoïdes* qui sont les plus anciennes ; elles sont composées de fedspath quartz mica.

2° Les porphyroïdes rouges qui, nous l'avons vu, passent à Saint-Honoré, renferment des grains de quartz mica, amphibole et calcaire. Ce qui caractérise les roches porphyriques, c'est la présence du quartz.

Outre les éléments minéralogiques, on trouve des gneiss des micaschistes, près de Lornes, près de Saint-Honoré et de Bourbon-Lancy, et dans l'Autumnois aux environs du terroir houiller. Enfin nous savons que le groupe porphyrique qui occupe le centre du Morvan vient rejoindre le calcaire en dessous de la lèvre occidentale de la faille sur laquelle reposent les thermes Saint-Honoré.

De ce qui précède il résulte, qu'étant donnée la nature d'une roche, on pourra conclure par induction ou déduction à la composition chimique des eaux naturelles qui en émergent. Ce que l'on exprime en disant que les mêmes formations géologiques *produisent les mêmes eaux naturelles*. C'est absolument vrai et, disons-le, rationnel. Que trouvons-nous dans la composition de la roche à laquelle elles empruntent leurs principes minéralisateurs : de la potasse, de la soude, de la silice, de l'alumine, du fer. C'est précisément ce que nous retrouvons dans les eaux minérales. Ainsi la chaîne granitique des Pyrénées produit des eaux d'une composition donnée ; de même les masses granitiques qui ont formé le soulèvement du Morvan donneront naissance à des eaux similaires. Est-ce à dire qu'il y ait identité absolue ? Évidemment non, et ici l'étude géologique rend compte encore de ces différences, qui, il faut bien le dire, sont peu tranchées.

En effet, le soulèvement des Pyrénées est le même que celui de Morvan. Là comme ici, on trouvera le granit rose, le granit gris, le porphyre, et pour compléter la similitude, les gneiss, les micaschistes, le calcaire enfin. Mais ces différents groupes de roches de composition minéralogique et chimique identiques n'affectent pas la même disposition rigoureusement. Ainsi, dans les Pyrénées nous trouvons particulièrement le granit rouge, à gros grains, traversé par des couches de micaschistes, et nous retrouverons le calcaire superposé sur le granit (De Charpentier) : tandis qu'à Saint-Honoré nous avons vu les porphyres recouvrir les granits du deuxième et troisième groupes. Mais, je le répète, les éléments sont les mêmes, les dispositions seules varient. Une preuve à l'appui est la présence de fossiles nombreux et identiques qu'on trouve, à Saint-Honoré comme dans les Pyrénées, dans les calcaires.

Ainsi donc, similitude entre la composition géologique

et minéralogique du soulèvement des Pyrénées qui se rapporte aux mêmes bouleversements géologiques; similitude des eaux qui en seront la conséquence. En effet, que voyons-nous? les Pyrénées donnent naissance à des eaux sulfureuses naturelles; la chaîne du Morvan, qui est de même nature, en produit aussi. De là, l'explication de la présence des principes sulfureux en tant qu'eaux sulfureuses.

Mais est-il admissible que la région du Morvan, qui touche le massif de l'Auvergne, n'ait point participé aux bouleversements géologiques qui l'ont traversée? Évidemment non. Au moment de ces grandes éruptions géologiques ont apparu les différentes eaux si justement estimées de l'Auvergne : Royat, Mont-Dore, la Bourboule, etc. Le caractère de ces eaux est d'être bicarconatées. Le soufre y fait défaut; pourquoi? Ici encore la géologie va nous répondre. C'est que les terrains dont elles émergent n'ont pas la même composition que ceux des Pyrénées ou de la chaîne du Morvan. Ce sont des basaltes ou produits de lave. On s'accorde à reconnaître une origine plus récente à ces roches, qu'aux granits qui sont les plus anciens.

Aussi, d'après la loi posée plus haut, ces roches produisent les mêmes eaux, avec les nuances, bien entendu, que comportent les hasards des couches diverses qu'elles peuvent rencontrer. Mais là encore, nous dirons : ces eaux sont semblables. Un de leurs caractères prédominants est d'être bicarbonatées, de contenir de l'acide carbonique à l'état libre.

Un autre de leurs caractères chimiques est d'être arsenicales. En effet, l'arsenic a été trouvé dans ces différentes eaux, et l'on devait forcément l'y rencontrer, en raison de ce que nous avons dit plus haut.

Eh bien ! je le répète, peut-on admettre que la région du Morvan soit restée étrangère à ce qui s'est passé dans le Puy-de-Dôme. Non, assurément, et la preuve c'est que nous retrouvons des éléments semblables dans les deux régions. Parmi ces éléments il en est un qui nous intéresse tout particulièrement : c'est l'arsenic. Le fait n'avait pas échappé à Élie de Beaumont, le grand géologue, qui le signale dans la Nièvre, à quelques kilomètres de Saint-Honoré, sur la route de La Roche-Milay à Champrobert, où il est allié au fer, et plus loin dans Saône-et-Loire. Or, c'est précisément dans cette direction que passe la faille qui a donné naissance aux eaux de Saint-Honoré. Ce fait répond à la question que nous avons posée au début de ce chapitre. Les gisements du Morvan ne sont pas restés étrangers aux bouleversements qui ont traversé le massif de l'Auvergne dont ils sont limitrophes. Il y a eu des enchevêtrements, des pénétrations de roches provenant du massif de l'Auvergne, comme le prouve la présence de terrains anthracifères en Saône-et-Loire. Ces roches, dans leurs parcours, ont été plus ou moins modifiées; certains éléments ont disparu, d'autres sont restés intacts, par exemple *l'arsenic*, puisque c'est le corps qui nous occupe.

Une autre manière d'envisager les faits consiste à considérer les eaux de Saint-Honoré comme semblables à celles du massif actuel de l'Auvergne. C'est l'opinion d'un de nos distingués collègues, le docteur de Bourgade de Royat qui, avec une hauteur de vues d'autant plus appréciable qu'il est médecin d'une station rivale, conclut à la similitude de nos eaux avec celles de l'Auvergne, et base son opinion sur la proximité de ce massif, dont la chaîne du Morvan ferait partie.

Est-il besoin d'ajouter que nous serions heureux et fiers d'une telle paternité d'origine. Mais la vérité géologique, à notre avis du moins, nous fera décliner cet honneur. Car, en effet, que devient le rôle de la roche granitique proprement dite qui produit des eaux sulfureuses. Nous croyons donc qu'il y a eu simplement alliance entre voisins, les roches d'Auvergne ayant cédé généreusement au Morvan un de leurs principes minéralisateurs les plus précieux, l'arsenic, sans rien recevoir en échange : sous une forme badine, nous croyons exprimer la vérité : l'époque des laves qui caractérisent le massif de l'Auvergne étant postérieure, comme l'enseigne la géologie, aux assises des roches granitoïdes.

A l'époque des éruptions volcaniques du Puy-de-Dôme qui, comme on le sait, est un volcan éteint, il y a eu, à n'en pas douter, des torrents de produits éruptifs ou basaltes qui sont venus, en se modifiant ou s'altérant plus ou moins suivant le hasard des rencontres géologiques, s'étendre aux environs, sous forme de lave (comme cela se voit aux environs du Vésuve), qui a pénétré sous forme de galène plomb-arséniate, jusque dans Saône-et-Loire, aux environs d'Autun, Luzy, à quelques kilomètres de Saint-Honoré, comme nous l'avons dit plus haut.

Il va sans dire qu'en pareille matière, il ne peut être question que d'hypothèses plus ou moins plausibles; mais quaud une hypothèse s'appuie sur des faits rationnels, qu'elle est corroborée par des faits géologiques, minéralogiques et chimiques, tous concordant, nous disons qu'elle devient une certitude; c'est notre opinion assise sur des données que nous considérons probantes et absolument démontrées.

Ici nous terminons cette étude sommaire qui nous est personnelle et demanderait de bien plus grands développements si le cadre de cet opuscule les comportait. Basée uniquement sur l'étude des faits géologiques et chimiques, elle nous paraît rationnelle et explique, preuves en mains, l'origine naturelle des eaux de Saint-Honoré.

Nous conclurons donc et nous dirons :

1° Aux termes de la loi admise, les mêmes roches

produisent les mêmes eaux. Les eaux de Saint-Honoré, en tant qu'émergeant d'un soulèvement granitique identique à celui des Pyrénées (toute réserve pour les variations de disposition des couches) participent à la composition des eaux pyrénéennes et *sont sulfureuses naturelles au même titre.*

2° Les eaux de Saint-Honoré participent aux eaux d'Auvergne par la présence de l'arsenic qui est le principe minéralisateur de ces dernières. La présence de ce métalloïde est expliquée par l'existence aux environs de Saint-Honoré de véritables gisements d'arsenic sous forme de *pyrites* de galènes arsenicales. Il est rationnel d'admettre que la proximité des gisements se rapporte aux bouleversements géologiques et aux éruptions volcaniques préhistoriques du massif de l'Auvergne.

3° En conséquence, elles constituent *un type spécial par l'alliance des sulfureux et des arsenicaux.*

# DEUXIÈME PARTIE

### Historique.

Les thermes de Saint-Honoré remonteraient à la plus haute antiquité. Station célèbre, s'il faut en croire la tradition, sous le nom d'Arbandal, ses eaux étaient connues et fréquentées avant la conquête romaine : A l'époque où Jules César couvrit le Morvan de ruines, Saint-Honoré dut à sa naïade protectrice la faveur d'attirer l'attention du grand peuple. Aimon (*De antiquitatibus eclesiasticis,* Cologne 1500) rapporte que les soldats de l'armée de César, lors de la conquête du pays d'Arbandal, étant attaqués d'une lèpre hideuse furent guéris par ces eaux d'après un essai que l'on en fit sur l'ordre du consul Autictius Reginus, commandant les légions romaines dans le Nivernais. C'est alors que fut construit un magnifique établissement sous le nom d'*Aquæ Nisiæi* détruit plus tard par les Sarrasins et sur les ruines duquel s'élève l'établissement actuel créé par M. le marquis d'Espeuilles. Plusieurs centaines de médailles et de pièces de monnaie à l'effigie des empereurs Vespasien, Trajan, Antonin le Pieux, Marc-Aurèle, Commode, ont été trouvées dans les puits et sont restées comme des témoignages vivants de la faveur qui s'attachait à ces thermes, car il était d'usage, nous le savons, que tout Romain qui trouvait la guérison près d'une station thermale offrait une pièce de monnaie comme tribut de reconnaissance à la divinité protectrice. En outre des bétons admirablement conservés, des vestiges d'une étuve de marbre entourée de bancs, des piscines de marbre, attestent la splendeur antique de ces thermes.

Les ruines restent enfouies pendant tout le moyen âge sous les eaux d'un vaste étang. Au XI$^e$ siècle elles deviennent la propriété des moines de Cluny. Cet abandon se prolonge pendant toute la période moderne.

En 1812, un médecin des armées de l'Empire achète les sources et y établit uu petit établissement thermal. Pendant cette période, elles sont utilisées exclusivement pour les maladies de peau, les plaies atones, le rhumatisme. Enfin en 1852, le Marquis d'Espeuilles devient le bienfaiteur de son pays en faisant construire l'établissement actuel après avoir fait pratiquer des fouilles qui mettent à nu les puits romains et une partie de l'établissement ancien qui reste enfoui sous le parc actuel. Tout concourt, disons-le, à faire de Saint-Honoré une station privilégiée : une composition chimique exceptionnelle, et tout à fait spéciale, une abondance considérable des sources, — 900 mille litres en vingt-quatre heures — formant une rivière sulfureuse; d'heureuses conditions climatologiques, sa situation au centre de la France, le pittoresque du pays boisé du Morvan, etc. Ajoutons que dès cette année, sous l'impulsion généreuse et dévouée de ses propriétaires, Monsieur le général de division M$^{is}$ d'Espeuilles et Monsieur le C$^{te}$ d'Espeuilles, ancien député de la Nièvre, secondés par l'intelligente initiative du directeur, M. Volat, et du nouvel administrateur, M. Laurent, s'ouvre une ère nouvelle qui n'est que le prélude des brillantes destinées réservées à ces thermes appelés à renaître de leurs cendres et à recouvrer leur antique splendeur.

### Topographie. — Climatologie.

Saint-Honoré est situé dans la Nièvre, à 302 mètres d'altitude au-dessus du niveau de la mer. La station abritée, au nord et à l'est, par les contreforts de la chaîne du Morvan, jouit d'un climat relativement doux et sans changement brusque de température, condition éminemment précieuse pour l'hygiène climatologique des affections pulmonaires. En outre, l'établissement est entouré de bois de pins et de sapins dont les émanations résineuses constituent un précieux adjuvant pour cette classe de maladies et contribuent, à n'en pas douter, à donner à l'atmosphère de Saint-Honoré la pureté et les propriétés balsamiques qu'on s'accorde à lui reconnaître. Le caractère de la température est d'être constant; en juin, juillet, août, les mois favorables aux cures thermales, la température moyenne est de 19°. Par contre, les matinées et les soirées de mai et de septembre sont fraîches et peu propices à une saison thermale, particulièrement pour les affections pulmonaires.

*Sources.* Les sources jaillissent, comme nous l'avons vu, au nombre de 5, d'une roche de porphyre rose, à la jonction du granit et du calcaire. Ce sont la Crevasse, l'Acacia, la Marquise, les Romains. Elles fournissent l'immense débit de 900,000 litres en 24 heures.

## Établissement thermal.

L'établissement est complet et des mieux installés. Il possède une buvette, 23 cabinets de bains, 25 baignoires, *une grande piscine à eau sulfureuse courante,* 5 cabinets pour bains et douches, 4 salles pour douches générales, 2 salles d'inhalation, 1 de pulvérisation. Cabinets pour bains, douche de vapeur, bains de siège. Chaque baignoire est munie d'une douche sulfureuse locale sans pression 0,50, employée avec le plus grand succès en irrigations diverses, nez, pharynx, oreilles, etc.

Cette disposition est de la plus haute importance pour tout traitement local des muqueuses.

*Propriétés physiques*. L'eau de Saint-Honoré est alcaline, claire, d'une limpidité parfaite, onctueuse au toucher; elle possède un léger reflet bleuâtre qui indique la formation de polysulfure provenant de la décomposition des matières organiques. Elle dégage l'odeur caractéristique de l'hydrogène sulfuré, plus ou moins accusée, suivant la pression barométrique qui tient sous sa dépendance le dégagement d'hydrogène sulfuré qui la spécifie.

La densité est de 1,007°

L'eau de Saint-Honoré a été analysée par Ossiam Henry, membre de l'Académie de médecine, auquel on ne peut certainement dénier une grande compétence en pareille matière. Mais cette analyse est passible d'un grave reproche. Elle a été faite avant le captage des sources. Elle amoindrit, quant aux principes sulfureux, la composition chimique des eaux de Saint-Honoré.

Il n'est point douteux à notre avis qu'elles sont plus chargées de principes sulfureux que ne l'indique l'analyse, en raison des mélanges qu'elles subissent avant le captage. Car leur action physiologique et chimique dépasse ce qu'on serait en droit d'attendre d'une telle minéralisation.

Notre collègue, le D$^r$ Comoy, a fait des recherches très consciencieuses sur l'essai sulfhydrométrique au griffon des sources dont il a consigné les résultats dans une intéressante notice sur les eaux de Saint-Honoré : il trouve 2$^{cc}$3 d'acide sulfhydrique libre pour la Crevasse.

D'après l'Analyse d'Ossiam Henry, 1 litre contient :

| | |
|---|---|
| Acide sulfhydrique libre . . . . . . | 0.070 |
| Acide carbonique libre . . . . . . . . . | 1/9 volume. |
| Gaz azote. . . . . . . . . . . . . . . . | indéterminé. |
| Trace d'oxygène. . . . . . . . . . . . . | |
| Bicarbonate de chaux de magnésie. . . | 0.098 |
| Bicarbonate de soude de potasse. . . . | 0.040 |
| Silicate de potasse de soude . . . . . | 0.034 |

Silicate d'alumine . . . . . . . . . . . 0.023
Sulfure alcalin . . . . . . . . . . . . 0.003
Sulfate de soude . . . . . . . . . . 0.130
Sulfate de chaux . . . . . . . . . . 0.032
Chlorure de sodium . . . . . . . . 0.300
Chlorure de potassium. . . . . . . . 0.005
Iodure alcalin lithine . . . . . . . . traces.
Oxyde de fer . . . . . . . . . . . . 0.007
Manganèse . . . . . . . . . . . . . indices.
Matière organique.

Le résidu fixe par litre est de 0,60 comme pour les Eaux-Bonnes.

## Composition Chimique.

Les eaux de Saint-Honoré étant des eaux naturelles contiennent tous les éléments qu'on rencontre dans cette classe. Ceci résulte de l'étude sommaire que nous avons faite plus haut. Toute la chaîne du Morvan est granitique et appartient aux roches ignées. Or nous avons vu par l'étude du soulèvement géologique, que des roches de composition identique donnent issue aux mêmes eaux minérales.

En outre de leur caractère principal d'être des eaux naturelles, deux circonstances viennent entrer en ligne de compte pour la composition chimique des eaux de Saint-Honoré. Le voisinage du calcaire dont la jonction avec les terrains granitiques a précisément lieu au-dessous de l'établissement thermal, fait que ces eaux se chargeront aussi de bases calcaires.

L'addition de ces principes contient un élément important pour leur action, car nous savons tout le parti qu'en retire la thérapeutique pour les affections pulmonaires et du tissu osseux en général.

Enfin, la présence de bancs de pyrites sulfureuses et arsenicales qui se rencontrent à quelques kilomètres de l'établissement en avant de Champrobert, nous expliquera la présence de l'arsenic qui est un des éléments principaux de ces eaux.

Outre la potasse, la soude, l'alumine et toutes les bases terreuses qu'on trouve dans les eaux naturelles, il y a le fer, qui est un des corps les plus abondants : dans la roche ignée, comme nous l'avons vu plus haut, le manganèse accompagne toujours le fer dans ses réactions naturelles. Aussi le retrouvons-nous dans l'eau de Saint-Honoré.

Nous savons que le professeur Potain reconnaît aux préparations manganiques une action remarquable et souvent supérieure à celle du fer.

### De l'arsenic dans les eaux de Saint-Honoré.

L'arsenic est réputé à bon droit un des éléments les plus actifs des eaux minérales. C'est à ce précieux élément que les eaux du massif de la France doivent leur efficacité. — A *l'état de traces* dans les eaux naturelles, nous l'avons dit plus haut, il est très répandu ; il n'en est pas de même pour les doses numériques ou thérapeutiques.—C'est le cas de Saint-Honoré, comme nous allons le voir.

La recherche de l'arsenic en elle-même par l'appareil de Marsh des tribunaux est, comme nous l'avons dit, ce qu'il y a de plus simple. J'ai été amené à l'idée de cette recherche de la manière suivante. Dès les premiers temps de mon séjour à la station, en 1875, je n'eus pas de peine, avec quelques connaissances géologiques et chimiques élémentaires indispensables à tout médecin hydrologue, je n'eus pas de peine, dis-je, à reconnaître aux environs de l'établissement des pyrites qui, comme on le sait, sont des sulfures de fer et d'arsenic, et qui doivent évidemment céder leurs principes aux eaux destinées à les traverser. Je me livrai alors à quelques recherches dans ce sens et j'appris bientôt qu'aux environs de Champrobert, dans la direction de la faille des eaux de Saint-Honoré, il y avait de véritables gisements de ces pyrites tellement importants, qu'une Compagnie anglaise fut un instant sur le point de les utiliser pour la fabrication de l'acide sulfurique, comme cela se pratique dans le Rhône à Chessy-les-Mines.

D'autre part, j'avais été frappé de l'action des eaux de Saint-Honoré dans certaines affections de la peau, dans le psoriasis, par exemple, justiciable des préparations arsenicales. Chez plusieurs malades atteints de cette affection, à l'exclusion de tout bain ou traitement externe, l'ingestion seule de l'eau avait guéri, ou tout au moins modifié l'éruption, de la façon la plus heureuse. — De là à nous demander s'il n'y avait pas de l'arsenic dans ces eaux, il n'y avait qu'un pas. — C'est dans ces conditions et en raison de cet enchaînement d'idées que nous avons été amenés à procéder à la recherche de l'arsenic, en collaboration avec un distingué chimiste de Lyon, M. Cotton, et que nous l'avons trouvé, non à l'état de traces, mais en quantité pondérable comme nous allons le voir. — Je n'ai pas besoin d'ajouter que l'experience ayant eu lieu avec l'appareil de Marsh des tribunaux, toutes les précautions ont été prises pour nous mettre en garde contre toute erreur.

L'appareil a fonctionné à blanc plusieurs fois, pour bien nous assurer que le zinc n'était pas arsénié comme cela arrive quelquefois. De plus, l'eau avait été transportée dans un petit fût en bois. La caractéristique de ces recherches fut que l'eau de Saint-Honoré, à la dose d'une bouteille introduite dans l'appareil de Marsh *sans aucune concen-*

*tration*, donnait à la flamme des taches arsenicales très apparentes, tandis que d'autres eaux réputées arsenicales et sans concentration également, ne donnèrent absolument rien. Par contre, les eaux de la Bourboule essayées dans les mêmes conditions donnèrent des taches miroitantes plus intenses que celles de Saint-Honoré; aussi dans notre mémoire à l'Académie de médecine nous consignons le fait.

La découverte de ce fait intéressant constitue un *nouveau type d'eaux*, les eaux sulfo-arsenicales. L'arsenic y existe, non pas à l'état de traces, mais en quantité pondérable, et comme teneur en arsenic, nous pouvons affirmer que Saint-Honoré vient directement après la Bourboule. L'éminent thérapeutiste, le docteur Dujardin-Beaumetz, signale ces recherches dans son dictionnaire des eaux minérales.

Le dosage effectué depuis, nous a donné 2 milligrammes d'acide arsénique, soit, près de 4 milligr. de sel arsenical.


## Nature du principe arsenical contenu dans les eaux de Saint-Honoré.


A quel état se trouve l'arsenic dans les eaux de Saint-Honoré ? Examinons cette question si intéressante en elle-même au point de vue clinique et plus encore par les déductions thérapeutiques qui en découlent.

L'arsenic se trouvant en présence de bases manganèse, fer, potasse, soude, ne peut exister à l'état libre; il se combine avec elles pour former des sels dans l'ordre de son affinité pour ces bases, la base la plus forte se substituant toujours à la plus faible. Les règles de cette combinaison ont été établies par les lois de Berthollet, et de Malagutti. Ce dernier chimiste a prouvé et établi en fait que toutes les fois qu'un métalloïde comme l'arsenic se trouve en présence de plusieurs bases, elles se le partagent en raison directe de leur affinité. Dans de telles conditions, il se produira un composé arsenical de fer, de manganèse, de potasse de soude.

L'arsenic est-il à l'état d'arséniate ou d'arsénite? Un distingué et regretté chimiste, le Dr Byasson, se basant sur la façon dont se comporte le résidu des eaux de Saint-Honoré avec le permanganate de potasse qui, on le sait, est un oxydant puissant, affirme que l'arsenic se trouve à l'état d'arsénite et non d'arséniate. J'avoue que cette distinction importe peu au point de vue thérapeutique, le seul qui doive nous toucher. En effet, nous savons que la liqueur de Fowler, qui est à base d'arsénite, ne le cède nullement en activité aux arséniates.

Mais, dira-t-on, l'arséniate ou l'arsénite sont deux corps insolubles qui devraient troubler l'eau pourtant très limpide et très claire. C'est là qu'intervient l'hydrogène sulfuré, pour tenir en dissolution le composé arsenical insoluble : il se produirait un sulfo-arsénure, ou sulfo-arsénite, ou sulfo-arséniate soluble. Cette thèse a fait l'objet de mémoires antérieurs; nous en reproduirons la teneur pour démontrer le fait.

En effet, lorsqu'on chauffe ces eaux très limpides et très claires de façon à chasser l'hydrogène sulfuré qu'elles contiennent, on ne tarde point à les voir se troubler et apparaître dans la masse du liquide des parcelles qui se précipitent sous forme d'un brun rougeâtre où l'analyse chimique dévoile de l'arséniate de fer. Car il va de soi que, si au début de la combinaison il y avait de l'arsénite, au contact de l'oxygène de l'air il y aura eu oxydation, et il se sera produit de l'arséniate.

Cette réaction se trouve enfin démontrée par la nature elle-même. Il existe, en effet, deux genres de sources à Saint-Honoré. Les unes, Crevasse, Acacia et Marquise, sont sulfureuses; une autre, les Romains, ne contient pas d'hydrogène sulfuré à l'état libre, comme l'a bien montré le docteur Comoy, qui fait remarquer avec raison que l'odorat est le meilleur réactif pour l'hydrogène sulfuré à l'état libre ; or elle n'a pas d'odeur. Les premières contiennent de l'arsenic dans l'eau, tandis que les secondes, dépourvues de soufre, n'en contiennent pas. Par contre, le fait inverse se produit si l'on examine les boues. Les boues des sources sulfureuses ne contiennent pas d'arsenic, puisqu'il est dissous dans l'eau : elles sont blanc jaunâtre, indice de l'absence du fer, tandis que les secondes sont brun rougeâtre, indice de la présence du fer, qui, n'étant pas dissous dans l'eau, se précipite et les colore d'une manière caractéristique. Ainsi donc, absence d'hydrogène sulfuré libre : précipité.

Cette opinion, qui consiste à considérer l'hydrogène sulfuré comme un agent de solubilité nous est personnelle. Nous l'avons adoptée parce qu'elle nous paraît démontrée par les faits. On a dit aussi que les arséniates insolubles se trouveraient dissous par les sulfites ou hyposulfites en présence des silicates. Quel que soit le mode de solubilité, il n'en résulte pas moins que les principes arsenicaux sont rendus solubles par les sulfureux et qu'il y a connexité absolue entre eux, les premiers étant sous la dépendance complète de seconds.

En émettant cette opinion que les eaux de Saint-Honoré contenaient un composé arsenical ferrugineux arséniate ou arsénite nous avons donné les raisons qui viennent à l'appui de cette assertion. Le docteur Binet, notre collégue, dans son guide à Saint-Honoré, monographie très intéressante et très complète, croit au contraire à de l'arséniate de soude. Nous lui répondrons : Tant qu'il ne sera pas démontré que les lois de Berthollet et Malaguti sont de vieilles rengaines mûres pour les oubliettes, tant qu'il ne sera pas démontré que l'oxyde de fer, base forte, ne chasse pas la soude, base faible, nous conserverons notre manière de voir, en raison des différentes preuves que nous avons données et qui se rapportent : 1° A la coloration des boues ; 2° à l'absence ou à la présence de l'arsenic dans ces boues suivant les circonstances relatées plus haut; 3° à la façon dont se comportent les eaux de Saint-Honoré lorsqu'on chasse l'hydrogène sulfurée. Et, pour terminer sur ce point, disons que la présence de l'arséniate de fer explique complètement l'action des eaux de Saint-Honoré *dans la misère physiologique* qui, on le sait, est la caractéristique de l'action de ces eaux.

## Action physiologique et thérapeutique des eaux de Saint-Honoré.

L'observation clinique d'accord avec l'analyse chimique, nous apprend que les eaux de Saint-Honoré ont les propriétés physiologiques et thérapeutiques de leurs éléments constitutifs, soufre, arsenic, fer. A une époque où l'analyse chimique était rudimentaire, si Anglada a pu dire : l'analyse chimique quelque parfaite qu'on la suppose ne suffit pas à rendre compte des propriétés des eaux minérales, il serait puéril aujourd'hui de nier les progrès qu'elle a fait faire à l'hydrologie. La clinique observe, classe les faits; l'analyse chimique explique le pourquoi? Loin de nous toutefois la pensée de vouloir tout expliquer par l'analyse chimique. Outre les actions physiologiques et thérapeutiques des principaux éléments constitutifs, il y a la question d'électricité qui a été révélée par les beaux travaux de Scoutetten. Mais il y a en plus l'admirable combinaison des éléments entre eux. Cette combinaison a été effectuée dans le grand laboratoire de la nature, au sein de la terre, au milieu des

masses métalliques en fusion. La chimie nous apprend
bien que les eaux minérales renferment tel ou tel principe ; mais, dans quelles conditions, dans quelles propor-
tions ces éléments s'allient-ils entre eux. Voilà le secret
que garde jalousement la nature. Telle est à notre avis
l'explication de cette action mystérieuse des eaux minérales, qu'on a appelée la vie des eaux. S'il en était
autrement, l'art pourrait les reproduire et il ne sera à
jamais, nous l'avons dit, qu'un infidèle plagiaire.

### Action physiologique.

L'eau de Saint-Honoré possède l'action des eaux sulfureuses naturelles. Ingérée, elle a l'odeur caractéristique,
elle produit un léger sentiment de pesanteur à l'épigastre
avec rapports nidoreux. Prise en plus grande abondance,
elle s'accompagne d'un sentiment de réplétion. En très
grande abondance, elle détermine une sorte d'ivresse.
D'une manière générale, elle active toutes les fonctions
de l'économie.

Nous distinguerons son action :

1° *Sur l'appareil digestif.* Elle agit comme stimulant de
la muqueuse digestive. Souvent, au début, elle détermine
de la diarrhée due à l'irritation locale de la muqueuse
intestinale par les principes sulfureux. Mais lorsque l'action générale excitante domine, il y a, au contraire,
constipation, congestion du bassin et rappel d'hémorrhoïdes
supplémentaires.

2° *Sur la circulation.* Elle produit une certaine excitation
de la circulation. Elle se traduit par un pouls plein, par
des congestions de la face, qui déterminent la vultuosité
avec légère augmentation de la température. Lorsqu'il y
a eu grande quantité d'eau ingérée, elle produit la fièvre
thermale avec sueurs profuses.

3º *Sur le système nerveux*. L'action excitante est manifeste.

4º *Sur les sécrétions*. Toutes les sécrétions sont augmentées : cutanée, rénale, intestinale. Une de ses actions les plus manifestes et les plus remarquables, c'est d'être excessivement diurétique. Cet effet est presque constant chez tous les malades. Aussi ont-elles pour particularité importante la propriété de faire rendre, dès les premiers jours de leur emploi, des petits graviers rouges d'acide urique.

5º *Du côté de la peau*. L'excitation du côté de la peau se manifeste par des éruptions diverses, petites papules, quelquefois des vésicules douloureuses, qui constituent la poussée thermale.

Nous distinguerons dans le mode d'agir de ces eaux deux actions : l'action générale, l'action locale.

1º *Action générale*. L'action générale est due aux principes sulfureux. Cet action est complexe et assez obscure. Néanmoins, la chimie biologique et l'admirable expérience de Cl. Bernard vont nous en révéler le secret. Rappelons-la sommairement : Cl. Bernard injecte dans l'estomac d'un chien une solution de sulfure de sodium, image d'une eau minérale concentrée, et cinq minutes après un papier imbibé d'une solution d'acétate de plomb, placé devant le museau du chien, devient noir, preuve du dégagement d'hydrogène sulfuré. Que s'est-il donc passé ? Les principes sulfureux absorbés dans l'intestin ont passé dans le système de la veine porte, puis dans la veine cave inférieure, de là dans la circulation pulmonaire et sont revenus, après avoir été décomposés en acide sulfhydrique, s'éliminer à la surface de la muqueuse pulmonaire.

L'expérience clinique apprend encore qu'en administrant à l'intérieur une solution de sulfure de sodium, on retrouve de l'hyposulfite de soude dans l'urine.

Ainsi donc, d'une part, le sulfure se décompose, soit en présence de l'acide silicique, soit par l'acide carbonique et s'élimine par la muqueuse pulmonaire.

D'autre part, le reste du sulfure s'oxyde en présence de l'oxygène contenu dans le sang, devient hyposulfite et s'élimine à cet état. De là, le parti qu'on tire des eaux sulfureuses dans les cachexies métalliques. Dans la cachexie mercurielle plombique, les hyposulfites agissent comme dissolvants des métaux en excès.

2° *Action locale.* — L'action locale n'est pas moins important que l'action générale ; elle est due aux principes sulfureux et découle absolument de l'expérience citée de Cl. Bernard. L'eau de Saint-Honoré agit en effet sur les muqueuses d'une manière locale, soit qu'elle soit ingérée directement, cas auquel elle stimule la muqueuse de l'estomac, soit que les principes s'éliminent par la muqueuse pulmonaire. C'est, à notre avis, la manière d'agir la plus certaine des eaux sulfureuses en général, de Saint-Honoré en particulier. Les principes sulfureux irritants, se trouvant en contact avec la muqueuse pulmonaire, agissent comme de véritables topiques en déterminant une inflammation sulfureuse artificielle *substitutive.* Un état chronique de la muqueuse de nature torpide n'offrant aucune tendance à la guérison a été remplacé par une inflammation subaiguë médicamenteuse de bon aloi, ayant une tendance à la résolution.

C'est la méthode snbstitutive. Cette méthode est l'une des grandes lois de la thérapeutique. C'est par substitution qu'agit le purgatif salin contre une diarrhée chronique : c'est ainsi qu'agit le nitrate d'argent modifiant une plaie atone ; de même pour le collyre administré pour une conjonctivite où une blépharite chronique, etc..

*Action des principes arsenicaux.* — Outre l'action inhérente aux principes sulfureux, il y a à distinguer le rôle de l'arsenic dans les eaux de Saint-Honoré. Racle, un véritablé observateur, premier médecin de la station en 1852, a écrit : « Les eaux de Saint-Honoré ont une action que la *composition chimique connue ne m'explique pas*. Le premier effet qu'elles produisent est d'exciter l'appétit ; *mais non point par cette excitation* qui est le propre des eaux sulfureuses, car, dans ce cas, il ne tarde pas à s'é-teindre. Cette excitation de l'appétit qui est, à notre avis, le caractère dominant de l'action des eaux de Saint-Honoré, est dûe aux principes arsenicaux qu'elle renferme.

Voici un petit fait qui, dans sa naïveté, en dit plus que de longues théories. Dès les premières années de mon installation à Saint-Honoré, un ouvrier maçon vient me consulter. « J'ai, me dit-il, un catarrhe qui me rend poussif,
» j'ai pris beaucoup de sirops qui me coûtent bien cher.
» Ça vous calme momentanément, lui dis-je, et puis ça
» revient. Justement, répond-il. Eh bien vous avez le re-
» mède à côté de vous, buvez de l'eau de Saint-Honoré.
» Oh non, répond-il, j'ai déjà essayé, mais j'ai dû y renoncer,
» elle me donne trop d'appétit et toute ma paye y passerait.

Ce petit fait qui pourrait paraître imaginé à plaisir aux yeux de quelques savants de table d'hôte à l'esprit inventif, est absolument vrai ; m'adressant au corps médical, je me contente d'en attester la complète exactitude auprès de lui. Cette action sur les voies digestives est absolument constante et observée chez tous les malades qui fréquen-tent la station.

Nous n'avons pas ici à étudier l'action des principes ar-senicaux qui nous a été révélée par les beaux travaux de Fowler, Bieth, Boudin, Gubler, Jaccoud, etc. Rappelons-la sommairement.

A petite dose ils stimulent l'appétit en excitant les nerfs sensitifs de la muqueuse gastrique. Au bout de quelques jours d'administration, il y a coloration du teint, la peau devient rosée, sentiment de force musculaire très accentué, augmentation de l'amplitude respiratoire. Les battements du cœur sont ralentis ; il y a sédation de la circulation, abaissement de la température. La chimie biologique nous révélera encore le secret de cette action.

L'arsenic se combine directement avec le globule sanguin, empêche les échanges avec l'oxygène de l'air ; il ralentit les combustions, tandis que les alcalins les activent. Comme conséquence il y a diminution de l'urée et de l'acide carbonique qui sont des produits d'excrétion, combustion incomplète des substances hydrocarburées qui s'accumulent à l'état de graisses.

Les eaux de Saint-Honoré participent-elles à toutes ces propriétés des principes arsenicaux? Oui, répondrons-nous, elles participent à ces propriétés de la manière la plus caractéristique pour ce qui a rapport *à la nutrition*, mais non pour ce qui a rapport à la *circulation*.

Pour cette fonction importante, en effet, l'effet des arsenicaux s'efface et les sulfureux dominent la scène. En un mot elles agissent en tant qu'eaux sulfureuses. Cette distinction est des plus importantes à établir, car elle dictera les contre-indications comme nous le verrons plus loin.

En résumé, nous distinguerons dans les eaux de Saint-Honoré deux actions principales : l'action locale et l'action générale. L'action locale est due aux principes sulfureux. L'action générale est sous la dépendance des principes sulfureux et des principes arsenicaux. Pour ce qui a rapport à la nutrition en général, les effets de ces deux sortes de principe s'ajoutent et agissent dans le même sens. Pour ce qui est de *la circulation*, l'action des sulfureux domine. En un mot, elles agissent *comme sulfureuses excitantes, et non comme sédatives arsenicales.*

## Indications, Contre-indications thérapeutiques.
## Clinique.

L'observation clinique nous enseigne que les eaux de Saint-Honoré possèdent les indications particulières aux principaux éléments qui les constituent. De là, trois grandes classes : *Affections de la peau. — Affection des voies respiratoires. — Diathèses. —* Nous allons successivement ot sommairement en faire la clinique dans ses rapports avec les indications fournies par les eaux de Saint-Honoré.

*Maladies de la peau. —* Comme nous l'avons dit plus haut, elles ont été employées sous les Romains exclusivement pour ce genre d'affection. Nommer en effet le soufre, l'arsenic, le fer, c'est indiquer tout ce qu'on devait en attendre; aussi sont-elles restées légendaires dans le pays et les environs.

Il n'est point douteux que, pour le cas qui nous occupe, les sulfureux et arsenicaux agissent dans le même sens. Nous avons dit dans le chapitre précédent pourquoi et de quelle manière elles agissent. Outre leur action générale dyscrasique, il y a une action locale, car elles s'éliminent par les muqueuses et la peau, comme le prouve l'odeur sulfureuse que dégagent les malades après la saison thermale, au moment où il y a saturation.

Une distinction importante à établir est de savoir si elles agissent mieux dans les affections humides que dans les affections sèches. Ce serait l'opinion d'un médecin, le D<sup>r</sup> Pilien, qui a eu l'occasion de les employer longtemps avant leur captage, en 1812, alors que l'établissement se réduisait à de simples fosses, piscines rudimentaires où l'on venait prendre des bains pour les maladies de peau. Il cite l'observation d'un vétéran de Château-Chinon, qui fut guéri d'un eczéma suinteux et recouvert de croûtes, qui ne fut point suivi de récidive. Pilien et d'autres observateurs semblent exclure les affections sèches. Je ne saurais partager cet ostracisme, qui tient selon nous à ce que, les eaux n'étant pas encore captées, on n'avait pas alors utilisé l'eau à l'intérieur qui est, à notre avis, une des ressources les plus précieuses dans le traitement des affections qui nous occupent. Aussi, je revendique hautement pour Saint-Honoré l'efficacité dans les affections sèches, telles que le psoriasis, par exemple. J'ai cité plus haut le cas d'un malade atteint de psoriasis, qui me fut adressé par le professeur P..., de Paris. J'ai obtenu les mêmes résultats chez différents malades de notre savant confrère et ami le docteur Horand, chirurgien en chef de l'Antiquaille de Lyon. Ne pouvant prendre de bains à cause d'une blennorrhagie concomitante, à l'un d'eux je fis prendre, à l'exclusion de tout traitement externe, de l'eau sulfureuse à la dose de quatre à six verres par jour, et je fus absolument surpris du résultat que j'obtins. L'éruption fut sinon totalement guérie, du moins profondément modifiée. C'est à la suite de ce fait d'observation clinique joint aux considérations géologiques annoncées plus haut, que je fus amené à rechercher l'arsenic qui, on le sait, est le spécifique des affections de ce genre. Il me semble, en outre, qu'il n'y a aucune témérité à imputer le mérite d'un tel résultat à la combinaison de l'arsenic et du fer. Les travaux de Biett ne laisseraient aucun doute à cet égard, autant qu'il peut être question de certitude en matière d'hydrologie.

Il nous resterait à examiner la clinique des maladies de la peau en particulier, ce qui nous entraînerait trop loin. D'une manière générale nous dirons que, dans les cas de ce genre, les effets des sulfureux et des arsenicaux s'ajoutent pour agir dans le même sens. En plus, nous avouerons une expérience insuffisante pour chaque cas en particulier. Car il faut bien avouer que, contrairement à toutes les inductions et déductions rationnelles tirées de la composition chimique, contrairement à ce qu'enseigne la clinique, ces eaux pour les affections de la peau n'ont pas été utilisées comme elles mériteraient à si bon droit de l'être ; la spécialisation s'est portée d'un autre côté. Au nom de la composition chimique exceptionnelle de ces eaux, au nom de leur antique réputation, il est permis de revendiquer pour elles une action en quelque sorte spécifique qu'elles doivent à l'heureuse alliance de leurs éléments de constitution.

*Affections pulmonaires*. — La pratique moderne a utilisé avec le plus grand succès les eaux de Saint-Honoré pour la pratique des affections pulmonaires (Racle, Allard, Collin). Tout devait contribuer à ce résultat : l'heureuse et exceptionnelle composit'on chimique des eaux ; les conditions si favorables d'altitude, de climatologie et de topographie de la station, abritée au nord et à l'est contre les vents, conditions éminemment précieuses pour l'hygiène climatologique des affections pulmonaires. Joignez à cela l'immense abondance des sources : 900 mètres cubes en 24 heures, ce qui a permis d'utiliser l'hydrogène sulfuré qu'elles dégagent naturellement pour alimenter les sailes d'inhalation, et l'on se rendra compte de tous les éléments et de toutes les ressources qu'elles présentent pour le traitement des affections des voies respiratoires. Nous allons successivement en faire la clinique. Commençons par la plus importante.

*Phtisie pulmonaire*. — L'étude d'une question si ardue et si épineuse demanderait de longs développements sur la génèse et l'origine de la granulation. D'abord, nous rappellerons que les travaux de Grancher, Cornil, Thaon, Charcot, auraient rétabli le principe de l'unicité dans la phtisie au lieu et place du dualisme de Virchow et Rheinahrt. Nous considérerons donc la granulation en elle-même et nous nous demanderons : les eaux de Saint-Honoré ontelles une action sur la granulation tuberculeuse elle-même ?

Sont-elles capables par un travail intime quelconque d'agir directement sur elle, de la désagréger, de l'annihiler, de la détruire en un mot ? A cette question nettement posée je crois pouvoir répondre, en raison d'une pratique déjà longue :

La clinique ne permet pas de reconnaître aux eaux de Saint-Honoré une action directe sur la granulation, sans vouloir pour cela leur dénier une action dans la phtisie, comme nous le verrons plus loin.

Faut-il admettre avec Pidoux, avec l'autorité qui s'attache à son nom à tous égards, que les eaux sulfureuses comme les Eaux-Bonnes agissent directement sur le tubercule, en vertu de la propriété d'enrayer le développement cellulaire et de le transformer en un noyau fibreux ou crétacé, à un état où il reste simplement inoffensif pour les tissus ? Cette action est-elle absolument démontrée ? je l'ignore et tout le monde ne partage point cette manière de voir. Le D$^r$ Durand Fardel ne l'admet pas, et dénie cette action aux eaux sulfureuses en général « Les eaux sulfureuses, dit-il, n'ont pas d'action sur le tubercule lui-même. »

Je regrette, au nom de la vérité clinique, d'être de cet avis pour ce qui concerne les eaux de Saint-Honoré, soit que l'opinion de M. Durand Fardel soit vraie pour toutes les eaux sulfureuses, soit que Saint-Honoré au contraire ne participe point à la propriété que signale Pidoux. Mais, après une pratique déja longue, rien ne permet d'affirmer pour ces eaux une action directe sur la granulation. Mais si le nodule résiste à l'action des eaux de Saint-Honoré, elles jouissent, à notre avis, d'une propriété des plus caractérisées : c'est celle d'agir comme préventives et de prévenir l'apparition de la granulation. C'est ce que nous allons examiner d'un manière succincte. Rappelons sommairement les différentes phases de l'évolution tuberculeuse.

Nous excluons d'abord tout ce qui a trait à la granulie ou phtisie aiguë. Là, le processus est tellement envahissant, que le parenchyme pulmonaire se trouve parsemé avec une rapidité qui ne laisse pas de prise à l'intervention. Dans cette forme, les eaux sulfureuses, celle de Saint-Honoré en particulier, sont absolument contre-indiquées, la maladie parcourt toutes ces périodes, même celles de l'excavation pulmonaire, en quelques semaines ou quelques mois. C'est dans cette forme, en effet, que les eaux sulfureuses ne trouvant point d'éléments de résistance sur lesquels elles puissent appuyer leur action, agissent dans le sens du processus, activent la combustion, comme le démontre l'intensité de la fièvre, et livrent le tissu pulmonaire à une combustion irréparable.

Mais, outre ce processus rapide, galopant, il y a le tubercule implanté dans le tissu pulmonaire, compatible avec la vie ; bien souvent, malheureusement, il évoluera, entraînant tout l'organisme dans une déchéance finale. Dans d'autres cas, heureusement, il se terminera soit en s'imprégnant de matières calcaires, c'est le tubercule crétacé ; soit passant à l'état fibreux, c'est-à-dire en se transformant en un tissu homogène dans lequel la cellule dont la propriété, on le sait, est de proliférer, a fait place à un élément de bonne nature, pouvant rester inerte et isolé au milieu du parenchyme pulmonaire.

Nous venons de voir le tubercule isolé, mais bien souvent les tubercules s'imprègnent de matière graisseuse, s'adjoignent, se réunissent, et forment de véritables îlots que l'on a considérés comme des produits d'inflammation ordinaire — la matiére caséeuse.

De là la dualité admise en matière de tuberculose. Le microscope, d'après les remarquables travaux de Grancher, Cornil, Thaon, aurait démontré l'identité de nature de la granulation proprement dite et de l'élément caséeux. Ainsi se trouverait rétablie l'unicité de la tuberculose.

Les dualistes, et parmi eux il faut citer les noms les plus éminents de l'ancienne Faculté de Strasbourg, Schutzemburger, Hirtz, Hecht, Lereboullet, auxquels, certes, on ne peut reprocher de la partialité, non seulement n'admettent pas l'identité de l'élément anatomique, mais attribuent un lieu d'origine différent. Le tubercule vrai a son point de départ dans le tissu connectif de la vésicule pulmomonaire, tandis que l'élément qui aboutit aux produits caséeux proviendrait de l'épithélium de cette même vésicule. Quelle que soit l'origine de la granulation, l'anatomie pathologique nous enseigne qu'une fois formée, elle ne peut disparaître, être annnihilée. Ou elle suit ses périodes classiques, passant par trois états de crudité, de ramollissement et d'ulcération, ou bien elle se transforme en nodule fibreux ou crétacé comme nous venons de le voir. Le but de la thérapeutique sera donc d'agir comme préventif, à une période qui précède immédiatement son apparition, je veux parler de la congestion passive. C'est dans ces conditions que les eaux de Saint-Honoré possèdent une efficacité remarquable ; nous allons en examiner le pourquoi et en tirer les conclusions thérapeutiques qui en dérivent.

## Congestion pulmonaire.

Outre les trois périodes classiques de l'évolution tuberculose, l'observation nous apprend qu'il faut considérer à notre avis une quatrième phase dite de congestion, qu'on peut appeler *période prémonitoire*. Nous croyons qu'elle existe toujours dans la phtisie, mais souvent elle passe inaperçue. Si il a été admis longtemps, en principe, que la congestion suit l'apparition de la granulation, je reste convaincu qu'il faut renverser l'axiome et poser en principe que la congestion précède toujours l'apparition de la granulation.

Cette période est sous la dépendance des états dits de *misère physiologique*. Elle est caractérisée par des symptômes généraux de déchéance physique : pâleur de la face, décoloration des muqueuses ; légère élévation thermique, excitation légère généralisée, fièvre modérée, sueurs nocturnes, amaigrissement, douleurs pleurodyniques, toux sèche, souvent incessante ; à l'auscultation submatité, expiration prolongée, retentissement de la voix et augmentation des vibrations thoraciques. Mais là est la caractéristique : pas de craquements à l'auscultation. Tout est prêt pour l'apparition de la granulation mais elle n'existe pas encore ; c'est de la congestion, ce n'est pas encore la tuberculose.

Quel est le mécanisme de cet état particulier ? Nous savons que les fonctions de la circulation sont en corrélation avec celles de la nutrition. Si celle-ci languit, celle-ci en ressentira les effets. De là le mécanisme de la congestion passive. Sans aller jusqu'à attribuer au globule sanguin comme à l'animalcule spermatique le caractère d'être vivant, il est bien permis d'admettre qu'il est l'image de l'individu et qu'il reflète l'état de santé ou de déchéance de celui-ci. Cette manière de voir donne raison à cette théorie qui considérait les premiers éléments anatomiques du tubercule comme constitués, en quelque sorte, par des cadavres de globules sanguins arrivés au dernier degré de la déchéance. Quel que soit le mécanisme de la formation de la granulation, c'est à ce degré de congestion, avant l'apparition du nodule tuberculeux, que j'ai eu l'occasion d'observer maintes fois l'action des eaux de Saint-Honoré ; elle est véritablement merveilleuse. C'était à prévoir. Le globule sanguin emprunte au médicament naturel le fer, l'arsenic, le potassium sodium qui lui manquent, *et sublata causà tollitur effectus*. En effet, avec la reconstitution de la crase sanguine, tous les symptômes fonctionnels et généraux disparaissent et laissent le pa-

renchyme pulmonaire intact, alors que si l'on n'était pas
intervenu, on aurait vu bientôt apparaître la granulation
avec ses effets destructeurs irréparables ; car, si une fois
formé, on peut encore prévenir la prolification du tubercule, il faut le reconnaître, c'est absolument aléatoire,
et, comme nous l'avons vu, il n'est point possible d'admettre une action directe sur le tubercule. Si maintenant,
prenant comme point de départ le bacille, et si les remarquables travaux récents du Dr Duguet, l'éminent médecin de Lariboisière, sur le microsporon furfur, étaient
définitivement consacrés ; cette découverte expliquerait
admirablement l'action incontestable des eaux sulfureuses dans la tuberculose, car on est amené à conclure
que les sulfureux agissent comme bacillicides ou antipa-
rasitaires. D'une part, les éléments minéralisateurs de
l'eau vont remplacer ceux qui ont disparu, rétablissent
l'équilibre de ces organismes, *fortifient le terrain* pour
le mettre à l'abri des atteintes du bacille, pendant que
les éléments sulfureux s'attaquent au parasite pour le
détruire et deviennent bacillicides puisque, comme nous
le savons, ils ont la propriété de dissocier et détruire
les organismes d'ordre inférieur. Pour le cas qui nous
occupe, Saint-Honoré remplit admirablement ces conditions par sa précieuse et exceptionnelle minéralisation :
soufre, arsenic, fer, magnésie, sans parler des autres
principes : chlorures, silicates, et ainsi s'explique l'action
véritablement merveilleuse de ces eaux à cette période,
que j'appellerai la période prémonitoire. J'ai eu l'occasion maintes fois d'observer des résultats complets dans
des cas de ce genre. particulièrement chez un malade,
M. de C..., dont le Dr Millard, l'éminent médecin de
Beaujon, m'avait confié la cure, et chez un autre
envoyé par le professeur Bondet, de la Faculté
de Médecine de Lyon. En résumé, action générale sur le
terrain, action de destruction sur le bacille. Ce n'est

qu'une hypothèse, dira-t-on. Quand une hypothèse s'appuie sur des faits et qu'elle les explique, elle est bien près d'être la vérité.

Mais si, comme cela arrive trop souvent, cette période de congestion prémonitoire passe inaperçue, la plupart du temps, le médecin n'étant pas appelé à la constater, est-ce à dire que les eaux de Saint-Honoré ne soient pas utiles et favorables aux tuberculeux avérés : évidemment non. Leur action générale inhérente aux principes sulfureux et arsenicaux dont les effets, là aussi s'ajoutent, sera des plus salutaires à la seule condition que l'économie entière n'ait pas été entraînée dans le tourbillon de la dégénérescence tuberculeuse « Pidoux ». Disons incidemment que les découvertes ci-dessus ne font que confirmer cette manière de voir. Outre le parasite, le bacille, il y a la question *du terrain* qui est de premier ordre et domine la question ; C'est surtout en le modifiant. en fortifiant ses éléments, de façon à les mettre à même de résister aux attaques de l'élément destructeur, le bacille, qu'elles agiront efficacement, et là encore se révèle l'action inhérente à leur si heureuse minéralisation. Le docteur Fauvel insiste avec raison sur les services qu'elles rendent dans les diathèses tenant sous leur dépendance les affections laryngées.

Ainsi donc les eaux de Saint-Honoré ont une action indirecte, mais quelle est la part qui leur revient dans les succès qu'on peut leur attribuer. Il faut avouer que cette question est bien difficile à élucider et surtout à trancher.

Pour avoir des données rigoureusement exactes, il faudrait que les eaux aient été employées à l'exclusion de toute autre médication s'adressant à l'état général. Dans un grand nombre de cas, ces conditions n'ont point pu être remplies, un traitement général a été continué après la cure thermale et par là il a été difficile de pouvoir séparer la part afférente à chaque médication, la médication hydro-minérale et la médication pharmaceutique ou diététique concomitante. Mais dans d'autres cas, les résultats ont été si caractérisés qu'aucun autre traitement n'a été employé et, dans ces conditions là, le rôle de la médication thermale est absolument démontré. Nous recueillons des observations très concluantes de malades chez lesquels des lésions caractérisées par des craquements secs et humides même, ont été immobilisées à la suite des cures thermales à l'exclusion de tout traitement, ces observations seront publiées ultérieurement. Par contre, la vérité clinique nous force de reconnaître que, dans d'autres cas, la processus a suivi son évolution naturelle et a passé plus ou moins rapidement aux périodes ulcératives, sans que la lésion ait paru influencée ou modifiée d'une manière sensible.

Un point important à préciser serait l'indication suivant les diverses périodes de la tuberculose. Mais nous n'en sommes plus à la division clinique des trois degrés de la tuberculose quant à l'importance pathogénique et au pronostic. Nous savons, en effet, qu'une phtisie miliaire sera bien plus menaçante dans son évolution qu'une phtisie de nature torpide n'ayant pas de tendance envahissante et arrivée à la période ulcérative. Sous la réserve que nous avons faite, les eaux de Saint-Honoré seront utiles en agissant sur la crase du sang, en modifiant le terrain, en mettant l'organisme à même de résister à l'envahissement diathésique. Mais indépendamment de cette action générale, de ce que nous ne reconnaissons pas aux eaux de Saint-Honoré une action absolument spécifique sur le tubercule, il ne s'ensuit point qu'elles soient dénuées des propriétés communes aux eaux sulfureuses et au premier rang, comme nous l'avons vu, de leurs propriétés bacillicides. Elles sont antibacillaires à un degré plus ou moins fort. Notons ici que les principes arsenicaux viennent ajouter leurs effets de même nature pour agir dans le même sens. En outre, elles agissent à la manière des sulfureux pour combattre la bronchite qui accompagne l'apparition de la tuberculose. L'action locale sera manifeste, en raison de ce que nous verrons plus loin.

Mais quelle que soit la période de la tuberculose, les eaux ne pourront être employées avec avantage, je dis plus, sans danger, que dans le cas où la réaction thermique sera modérée. Je ne parle pas de cette exacerbation de température axillaire ou rectale qui accompagne toujours le mouvement fluxionnaire et congestif du processus tuberculeux. Mais toutes les fois que ce mouvement sera trop accentué, toutes les fois que l'ensemble des symptômes constitue le caractère dit éréthique, ce que l'on appelait autrefois *l'état floride* caractérisé par une excitation générale nerveuse et circulatoire, se révélant par l'injection de la face et particulièrement des pommettes, toutes les fois que la température pour préciser atteindra 39... je dis qu'il y a contre-indication formelle. Une observation attentive sur ce point important, et dont les résultats sont constants, m'a prouvé que les eaux agissent en tant qu'excitantes.

Sans aller jusqu'à dire qu'elles provoquent les hémoptysies, elles ne sont pas rares pendant leur usage. Nous savons que ce symptôme, qui avait pour effet autrefois d'effrayer autant le médecin que le malade, a perdu beaucoup de son importance au point de vue séméiologique et aussi pour le pronostic, car les remarquables travaux du Dr Henri Huchard, l'éminent médecin de l'hôpital Bichat, ont prouvé que bien souvent elle est de nature arthritique. En l'absence de tout tubercule, sur la fin de la cure thermale, il n'est point rare de voir se produire quelques filets sanguinolents plus ou moins répétés. Cette manifestation de l'action sulfureuse qui cause toujours un grand émoi chez le malade, est au contraire pour moi une preuve d'une action profonde; et quand, bien entendu, elle est modérée, je ne m'en préoccupe nullement. Inutile d'ajouter que je mets fin au traitement, car c'est un indice de saturation et je puis dire des meilleurs. D'une manière générale les eaux de Saint-Honoré possèdent les propriétés de leurs principes sulfureux. Des hémoptysies moderées sont compatibles avec leur emploi, mais dans les hémoptysies actives avec processus fébrile elles sont formellement contre-indiquées. C'est dans ces cas que le thermomètre sera encore un guide sûr pour les permettre ou les proscrire.

Je n'hésite point pour mon compte à viser cette saturation à laquelle, à notre avis, se trouve subordonnée l'efficacité thérapeutique. Deux éléments entrent en ligne de compte pour l'obtenir : les sulfureux et les arsenicaux ; nous venons de voir comment s'affirment les premiers. Les seconds doivent leur action à leur solubilité dans l'eau, quelle que soit la matière de leur composition chimique, leur action physiologique et thérapeutique.

Cette solubilité du composé arsenical contenu dans les eaux de Saint-Honoré s'affirme non seulement par l'action physiologique et thérapeutique de ces eaux, mais encore par des effets toxiques. J'ai été à même de le constater chez plusieurs malades, particulièrement chez M. G..., chef de division d'une préfecture voisine de Saint-Honoré, qui avait bu de l'eau en excès pendant plusieurs jours. Mandé d'urgence auprès de lui, et ignorant la cause, je le trouvai dans un collapsus inquiétant, avec facies crispé, refroidissement, douleurs épigastriques intolérables, soif ardente, crachotements, coliques, diarrhée, signes de l'intolérance digestive et buccale, rougeur de la conjonctive et éruption cutanée. L'aveu du malade qui, par suite d'un pari, buvait de l'eau depuis dix jours en excès, me donna l'explication de cet état. J'ai eu maintes fois l'occasion d'observer ces éruptions cutanées produites par les arsenicaux, notamment du zona arsenica très caractérisé chez la femme d'un médecin, M^me P... Il est bien rare que sur la fin de la cure il n'y ait pas des symptômes de saturation arsenicale qui se manifeste par des pincements d'estomac, de la diarrhée, de légères éruptions cutanées; etc....

Un symptôme que j'ai eu maintes fois l'occasion de constater, ne lui attribuant qu'une cause banale jusqu'au moment où j'en ai eu l'explication, est celui qui a été signalé par l'éminent clinicien de la Pitié, le professeur Jaccoud : c'est un sentiment de lassitude exagérée après la marche, assez accusé pour que la malade s'en plaigne. C'est le premier symptôme de la saturation arsenicale, les autres suivant avec une régularité plus ou moins constante, suivant les cas.

Ainsi donc, il y a, dans cette question de saturation à obtenir, à surveiller, et l'action des sulfureux et celle des arsenicaux, qui agissent comme nous venons de le voir. Pour ces derniers, le contrôle sera bien plus facile que pour les premiers ; ils manifestent leur présence et leur action par des symptômes certains, palpables en quelque sorte, qui permettent d'arrêter leurs méfaits. Pour les sulfureux, au contraire, l'action sera plus obscure; elle se manifestera par de l'excitation qui, comme nous le savons, peut être pernicieuse dans des cas déterminés. Aussi, l'action des arsenicaux sera toujours subordonnée à celle des sulfureux. Lorsqu'il y a une contre-indication nettement établie, quand même la saturation arsenicale ne serait pas obtenue, il faudra s'arrêter devant l'action excitante dominante des sulfureux. De là, *une surveillance incessante* pendant la cure thermale. Cette action excitante des eaux de Saint-Honoré est conforme à la raison, puisqu'elles sont sulfureuses, en même temps que confirmée par la pratique et l'observation clinique. Non seulement dans ces cas déterminés elles ne sont d'aucune utilité, mais elles sont malfaisantes. En effet, elles agissent, à la façon du pétrole sur un foyer, pour activer et livrer à une combustion irréparable les éléments encore sains du parenchyme pulmonaire. Dans de telles conditions, comme cela m'arrive chaque année, je n'hésite point à renvoyer le malade, plutôt que d'assumer une si lourde responsabilité. C'est dans des cas semblables que seront précieuses les eaux agissant uniquement par leur action générale tempérante. C'est ainsi que plusieurs malades, à type floride caractérisé, ne pouvant point supporter les moindres doses d'eau sulfureuse sans voir leurs symptômes subir une exacerbation accentuée, envoyés au Mont-Dore dans ces conditions, en retirèrent, sous la direction aussi judicieuse qu'attentive de mon collègue, le Docteur Geay, tous les résultats que comportait leur situation. Ainsi donc, à notre avis, les eaux de Saint-Honoré agissent en tant qu'excitantes. Sans doute elles le sont moins que d'autres, mais ce n'en est point moins la note dominante. En effet, l'action modératrice générale qu'on est en droit d'attribuer aux principes arsenicaux s'efface, et la caractéristique sulfureuse prévaut. J'ai tenu à bien préciser ce point important, en raison des conséquences graves qui en découlent dans l'application : *Primo non nocere.*

Il va sans dire que je ne parle ici que de l'action immédiate primitive ; mais lorsqu'elles sont indiquées, lorsqu'il n'y a qu'une excitation légère, symptomatique, lorsqu'il n'y a pas de réaction floride, auquel cas elles doivent être proscrites, il y a une action définitivement sédative pour les affections du poumon, du larynx ; et comme l'a si bien précisé un thérapeutiste distingué, le Dr Campardon, cette action est due aux chlorures, aux phosphates qu'elles renferment, qui agissent de concert avec les silicates.

Il n'est point douteux que le mode d'action générale

soit également un mode de substitution; aussi pourrons-nous formuler d'une manière générale : toutes les fois que l'excitation artificielle due aux sulfureux pourra dominer l'excitation pathologique, et ce n'est que dans les cas où cette dernière est modérée, elles seront indiquées ; mais lorsqu'au contraire l'excitation morbide dominera l'action médicamenteuse, dans ces cas-là, elles seront contre-indiquées, car elles agiraient dans le sens du processus en précipitant la combustion à laquelle elles livreraient le tissu pulmonaire, ne trouvant plus d'éléments sains sur lesquels elles puissent s'appuyer.

Ces réflexions nous paraissent nécessaires, car il va sans dire que comme contre-indications il ne s'agit pas de cette fièvre modérée des phtisiques symptomatique de l'affection, puisque c'est un des caractères mêmes de la maladie. En résumé, les eaux de Saint-Honoré agissent comme excitantes. Cette action excitante générale est très certainement substitutive. Elles doivent cette action aux principes sulfureux qui la constituent et qui est inhérente à leur nature. Aussi il y a loin de là à la prétendue action hyposthénisante que reconnaissent d'autres observateurs et qu'ils attribuent à l'hydrogène sulfuré, car, si ce gaz est sédatif au début, il ne tarde pas à s'oxyder, se transforme en acide sulfureux et agit en tant que principe sulfureux excitant.

Il va sans dire que la réclame s'est empressée d'adopter une telle interprétation qui agrandirait le cercle des indications de Saint-Honoré. Quant à moi, avec une ferme conviction, après douze ans de pratique thermale, après avoir examiné froidement les faits sans préventions ni dans un sens ni dans un autre, avec une ferme conviction, je proteste pour ma part contre cette prétendue action hyposthénisante des eaux de Saint-Honoré, en raison des conséquences graves qui en découlent dans l'application lorsqu'elles sont contre-indiquées.

*Affections de la muqueuse pharyngo-laryngée.* — De tout temps on a reconnu aux eaux sulfureuses une action élective sur les muqueuses, particulièrement sur celle de l'arbre respiratoire. Bordeu se contentait de dire que les eaux sulfureuses agissaient comme un baume minéral. La science moderne a le droit d'être plus exigeante ; elle en a demandé l'explication à la physiologie qui lui en a révélé le secret. Cette action locale des sulfureux sur les muqueuses découle de l'admirable expérience de Cl. Bernard, qui l'explique complètement. Toute l'action localisée des eaux sulfureuses en général, de Saint-Honoré en particulier, est dans cette expérience. Les sulfureux s'éliminant par la muqueuse pulmonaire, agissent donc comme de véritables topiques, déterminant une véritable inflammation sulfureuse substitutive : de là l'angine sulfureuse, la laryngite sulfureuse, qui rappellent les symptômes à l'état aigu. Les malades se plaignent de ce que les eaux les irritent... Ceux qui n'ont rien à la gorge leur reprochent de leur donner de l'angine. Ceux qui ont de la laryngite se plaignent de la voir augmenter. Cette action sur les muqueuse pharyngo-laryngée est constante à Saint-Honoré. Je l'observe régulièrement d'une manière invariable constante. Avant d'en connaître l'explication, ce qui se conçoit bien, les malades l'acceptent de fort mauvaise humeur.

Bientôt tous les symptômes s'amendent ; l'irritation, la chaleur, les picotements s'apaisent, et le malade éprouve un soulagement manifeste pendant quelques jours. Plus tard, quand l'organisme sera imprégné suffisamment de principes sulfureux, quand il y aura saturation, ces symptômes reparaîtront. Ce sera un indice de la fin de la cure thermale. Dans les états qui nous occupent, l'action locale est de beaucoup la plus importante. Je revendique hautement pour les eaux de Saint-Honoré cette action irritante locale, car c'est la preuve indéniable de leur action en tant qu'eaux sulfureuses, sans préjudice de l'action générale que nous avons étudiée plus haut. Ces propriétés mixtes leur ont été reconnues par les distingués spécialistes des affections laryngées, les docteurs Fauvel, Poyet. Cadier, Coupard, Cartaz. Le docteur Cadier les préconise particulièrement dans les laryngites arthritiques dont il a si bien fait la description comme entités morbides dans son *Manuel de Laryngologie*.

Cette action localisée se produit sur toutes les muqueuses, soit que l'eau ait été ingérée, auquel cas elle agit directement, soit que ses principes soient éliminées par les muqueuses. De là, toutes les indications qui en découlent dans les états *atones* seulement de la muqueuse digestive génito-urinaire, suivant les cas.

*Bronchite chronique.* — Si nous appliquons les données fournies par l'expérience de Cl. Bernard à la bronchite chronique, on voit les conséquences qui en découlent pour les eaux de Saint-Honoré en particulier. La clinique nous apprend, en effet, qu'elles ont une admirable action thérapeutique. Là, en effet, l'action des sulfureux s'ajoute à celle des principes arsenicaux pour agir dans le même sens. Mais par-dessus tout, il y a l'action locale des sulfureux, qui est des plus remarquables. C'est toujours l'expérience de Cl. Bernard. Les principes sulfureux s'éliminant par la muqueuse pulmonaire forment un véritable bain de gaz sulfureux, qui imprègne chaque vésicule pulmonaire et toute la surface de la muqueuse des bronches. De là, bronchite artificielle qu'on a appelée eaux-bonnaises. Eh bien ! elle existe aussi pour Saint-Honoré, et je la revendique formellement pour cette station. Comme tous mes collègues des stations sulfureuses, j'observe journellement ces malades qui viennent dès le début se plaindre amèrement que les eaux leur sont contraires et veulent quitter la station, si on ne leur donnait l'explication de ce fait qui est une preuve d'efficacité de la médication : c'est que dès les premières doses ils ont vu leur toux augmenter au lieu de diminuer, et l'expectoration devenir plus abondante; il y a eu, en outre, de l'agitation, de l'insomnie, qui bientôt ne tardent pas à s'amender et à disparaître, pour faire place à un calme réparateur.

Telle est l'action localisée qui domine tout. Mais il ne faut point négliger l'action générale des sulfureux activant les sécrétions et particulièrement la diaphorèse.

*Diathèses.* — Les eaux de Saint-Honoré ont une action puissante dans les diathèses dites *de misère physiologique,* état qui les résume toutes. Là encore la clinique est d'accord avec l'induction ou la déduction tirée de la composition chimique pour prouver qu'elles tiennent pour des affections de ce genre tout ce que pouvait faire espérer leur composition chimique. Nous n'irons donc point examiner leur action dans la *scrofule,* l'*anémie,* la *lymphatisme,* l'*herpétisme,* etc. Ce serait reproduire l'action physiologique et thérapeutique des trois grands facteurs qui les constituent. — De même pour le rhumatisme. Disons seulement que l'action sudoripare qui leur est commune avec toutes les eaux sulfureuses, est alliée à une action diurétique très accusée, qui les rendent précieuses dans des affections de ce genre. Cette action diurétique qu'il faut rapporter, sans doute, à l'action des sulfureux est constante à Saint-Honoré et attire l'attention de tous les malades qui vous la signalent spontanément, en même temps qu'ils appellent votre observation sur des graviers d'acide urique que ces eaux font rendre au debut de la cure. Inutile d'insister sur les conséquences pratiques qui en découlent.

*Maladies des femmes.* — S'il est une classe de maladies que Saint-Honoré puisse revendiquer aussi à bon droit, c'est assurément les maladies des femmes. Ces affections sont toujours, nous le savons, sous la dépendance d'un état diathésique.

A ce titre donc elles sont justiciables des grands modificateurs, soufre, arsenic et fer, qui les composent. En outre, il y a une action locale topique qui est des plus précieuses. Cette action topique a judicieusement attiré l'attention des premiers médecins de la station, qui ont veillé à ce que chaque baignoire fût munie d'une douche vaginale à eau sulfureuse courante sans *pression* 0<sup>m</sup>50, pour le traitement spécial des affections de ce genre. Cette installation, je le repète, fait honneur à l'initiative de ceux qui y ont présidé et rendu journellement les plus signalés services. Ainsi donc à tous égards, et par sa composition chimique pour ce qui est de l'action générale et par son installation balneothérapique pour ce qui est du traitement local, Saint-Honoré revendique légitimement la classe des maladies des femmes.

*Contre-indications.* — Les contre-indications se déduisent de ce que nous avons dit précédemment. Les eaux de Saint-Honoré, nous le répétons, agissent en tant qu'eaux sulfureuses et, à ce point de vue comme à tout autre, participent de leurs contre-indications. — Donc dans les états d'éréthisme circulatoire et les affections pulmonaires à forme dite floride ou éréthique comme nous l'avons montré longuement plus haut, elles seront proscrites. A notre avis, les agents sulfureux seuls n'entrent pas en ligne de compte pour dicter cette contre-indication. — Le fer aussi, qui comme nous le savons, est contre-indiqué dans la phtisie éréthique, donne aussi sa note, et de même qui'l se révèle par des effets merveilleux dans la misère physiologique, de même, il affirme des effets contraires dans les états florides et agit de concert avec le soufre pour provoquer ces hémoptysies.

Il est surtout une classe de malades chez lesquels les eaux de Saint-Honoré doivent être formellement interdites : ce sont les cardiaques. Là, la contre-indication est nette, absolue. Leur action est même beaucoup plus accentuée que ne pourrait le faire croire leur composition chimique sulfureuse relativement modérée, par rapport à d'autres plus chargées. La clinique démontre qu'elles dépassent comme action nocive ce qu'on pouvait induire ou déduire de la minéralisation. Les effets en sont quelquefois désastreux. J'ai présent à la mémoire un fait qui m'a frappé à ce point de vue : Une dame cardiaque très accusée vient à Saint-Honoré et prend mes conseils. Je lui déclare *à priori* que les eaux lui sont absolument contraires, et je refuse de diriger la cure. La malade passe outre, est prise de symptômes graves au bout de quelques jours, n'a que le temps de rentrer chez elle et succombe en arrivant. J'ai d'autres exemples où les accidents ont été aussi très caractérisés. Cette contre-indication n'a rien qui doive nous surprendre. En tant qu'action générale, elle est la preuve que les eaux de Saint-Honoré agissent, en tant que sulfureuses comme excitantes; l'intensité seule est disproportionnée et dépasse les limites qu'on était en droit de leur attribuer.

Après cela, qu'on vienne me parler de la prétendue action hyposthénisante des eaux. Soumettez vos cardiaques à leur usage et vous en verrez les résultats. Je dis que c'est une erreur clinique grave contre laquelle je proteste énergiquement en raison des conséquences qui en découlent dans l'application.

Les affections du foie en général seront contre-indiquées lorsqu'il y aura des congestions actives. S'il y avait lieu d'exciter la sécrétion biliaire, au contraire, elles peuvent être de quelque utilité en raison de l'action qu'elles exercent sur toutes les sécrétions.

Cette action excitante les fera proscrire également dans les états de pléthore caractérisée. En effet, les données que fournit la composition chimique, et celles tirées de l'observation, sont concordantes et dictent les contre-indications.

En résumé, nous formulerons ainsi les indications et les contre-indications :

Indications thérapeutiques.

*1° Affections de la peau ;*

*2° Affections pulmonaires ;*

*3° Diathèses, Maladies des femmes.*

Contre-indications.

*1° Affections pulmonaires à type dit floride ou éréthique ;*

*2° Cardiaques ;*

*3° États pléthoriques.*

Il nous resterait à étudier la technique de la balénothérapie, mais l'établissement thermal quoique très complet dès maintenant devant subir d'importants aménagements nous ajournons cette étude à plus tard.

# TABLE




IMPRIMERIE CHAIX, RUE BERGÈRE, 20, PARIS. — 12134-6.